AF494081

DE

MONTFAUCON,

DE

L'INSALUBRITÉ DE SES ÉTABLISSEMENTS

ET DE LA NÉCESSITÉ

DE LEUR SUPPRESSION IMMÉDIATE.

PAR

LOUIS ROUX.

PRIX : 50 CENT.

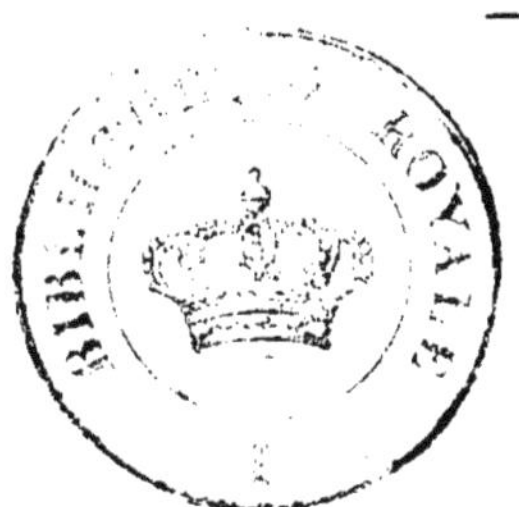

CHEZ DELAUNAY, LIBRAIRE,

AU PALAIS-ROYAL.

—

1841.

IMPRIMERIE DE A. HENRY, RUE GIT-LE-CŒUR, 8.

DE MONTFAUCON, DE L'INSALUBRITÉ DE SES ÉTABLISSEMENTS.

MONTFAUCON.

Le sujet que nous essaierons d'exposer dans le cours de cet écrit touche aux plus graves questions d'hygiène et de police municipale.

A quelques mètres de Paris, presque contigu à son mur d'enceinte, sur les confins de ses faubourgs les plus populeux, Montfaucon est l'emplacement affecté à plusieurs établissements insalubres dont la nature mal étudiée, et à peine définie jusqu'à présent, a toujours été, de la part des principaux voisins de cette localité, un sujet de plaintes et de réclamations tellement fondées, que Paris même, qui atoujours élevé la voix contre l'existence et le maintien d'un état de choses aussi essentiellement nuisible à la santé de ses habitants, en demande chaque jour avec plus d'insistance la suppression.

C'est parmi les établissements insalubres de première classe que sont rangées les industries qui ont leur siége à Montfaucon. Ces établissements placés jusqu'à ce jour sous la dépendance absolue du préfet de police, pouvoir mobile et incompétent dans une question d'hygiène et de salubrité publique, c'est-à-dire livrés à l'incurie la plus absolue, n'ont cessé de nuire à la ville de Paris de mille manières, dont quelques unes devront être signalées dans le cours de cet aperçu. L'expression manquera souvent au sentiment qui dicte cet écrit; car l'existence de Montfaucon repose sur un tel renversement de toute administration sage et éclairée, que ceux surtout qui auraient vu de leurs yeux l'incroyable somme d'abus que recèle cette butte, la plus voisine de Paris, ne croiront jamais qu'il ait pu appartenir à aucune autorité d'en tolérer les horreurs et de se mettre ainsi en opposition flagrante avec les enseignements de la science. En effet, si nous interrogeons celle-ci, voici ce qu'elle proclame :

Le premier droit pour l'homme physique et moral, à quelque degré de civilisation qu'il appartienne, c'est d'exister dans des conditions favorables à sa nature. La médecine, et la médecine philosophique surtout, a pour principal objet de régler les conditions de la santé et de déterminer les causes des maladies qui peuvent affecter le corps humain. Ces deux états de l'être organique, la maladie et la santé, se lient essentiellement aux influences délétères ou salubres du milieu où l'homme est placé.

Le but sommaire de toute organisation politique ou sociale doit donc être de garantir aux citoyens qui la composent la salubrité ; et cette première condition de l'hygiène publique est surtout de rigueur dans un grand centre de population.

Tout ce qui concerne la salubrité et l'hygiène publique est du ressort des Gouvernements, et doit être l'objet de leur plus constante sollicitude.

Les influences générales, qui peuvent altérer la santé des masses et des individus, ne sont souvent appréciables que par un petit nombre d'hommes ; et tous leurs efforts, lorsqu'ils sont parvenus à les connaître, doivent tendre à les écarter d'une ville civilisée.

En vertu de ces principes, il est généralement admis que des émanations putrides exercent une influence pernicieuse sur l'homme sain comme sur l'homme malade, sur l'homme isolé comme sur une masse d'individus.

Le sentiment commun attribue même à des influences de cette nature les épidémies générales ou partielles, et le plus redoutable de tous les fléaux, la peste. Les fièvres les plus dangereuses, celles qui sont généralement mortelles, sont désignées sous le nom de *fièvres putrides*. La putridité est synonyme d'un état de dissolution à l'égard de tout être vivant ; aussi toutes les notions d'hygiène, de médecine, d'administration et de police municipale, font-elles un devoir de neutraliser cet état et tout ce qui peut le produire ou le propager au sein des villes.

Telles sont les données les plus absolues, qui, après s'être offertes aux investigations de la médecins, servent de base aux hypothèses des plus savants hommes qui ont traité de l'hygiène comme liée à la médecine elle-même. L'opinion des médecine, depuis Hippocrate jusqu'à nos jours, est unanime à cet égard, et à côté de cette opinion, qui doit être d'un si grand poids, il faut mettre peut-être celle de tous les temps et de toutes les nations. Cette vérité est une de celles qui, placées parmi les plus généralement admises, semblent tenir à la nature même de l'homme et ne pouvoir être séparées de son existence.

Un fait, qui repose sur des inductions scientifiques également respectables, c'est celui-ci : Des causes qui peuvent être délétères ou mortelles n'agissent pas toujours avec la même énergie et demandent le concours de circonstances qui en développent l'action et en manifestent le danger. Un foyer d'infection, une cause générale de maladies dangereuses ou mortelles, peuvent subsister longtemps sans rendre sensible leur action pernicieuse. Ainsi, ce qui n'est aujourd'hui qu'un cloaque incommode séant aux portes de Paris, demain, sous l'influence de causes occultes, peut devenir la peste, le typhus ou toute autre source de mortalité.

Deux établissements principaux rendent Montfaucon à la fois insalubre et incommode, et pour ceux qui sont forcés de l'habiter parce qu'ils y professent d'autres industries libres et utiles, dignes en tout de la protection des lois, et pour ceux qui, pour en être placés à distance, ne sont pas pour cela à l'abri de ses émanations.

Ces établissements sont la *poudrette* et les *chantiers d'équarrissage*.

Nous examinerons successivement ces deux industries, que leur état de contiguïté et de réunion dans le même local rend de plus en plus pernicieuses.

A ceux qui voudront bien nous suivre dans cette étude, nous dirons d'avance que, dans un sujet dont l'expression échappe à une analyse détaillée, notre but est d'être vrai avant tout, en nous conformant, autant que possible, aux lois imposées par les bienséances. En nommant chaque chose par son nom, nous ne ferons qu'obéir aux enseignements de la science, qui, dans une discussion technique, veut que toute description soit conforme à l'objet qui doit être représenté à l'esprit du public. Quiconque peut être appelé à composer le nôtre, est éminemment intéressé dans la question; car la salubrité, l'hygiène, la santé, la vie même de tout habitant de Paris, peuvent être à chaque instant compromises par l'existence de Montfaucon.

Aussi n'existe-t-il qu'une voix, qu'un cri de réprobation contre Montfaucon. Ceux qui connaissent le mieux les incroyables abus dont cet endroit est le siége, sont les premiers à s'élever contre le maintien de ce foyer d'infection aux portes de la capitale, et nous parlons ici principalement des hommes que leurs capacités, leurs lumières, l'étendue de leurs connaissances, placent en dehors de toute prévention à cet égard. Les nombreuses pétitions présentées dans le sens même de cet écrit ; les mandats électoraux des habitants de la rive droite de la Seine et des communes qui avoisinent Paris ; les organes les plus sérieux et les plus influents de la publicité qui ont retenti à diverses reprises de réclamations de cette nature, tout concourt à prouver que si la question n'est pas nouvelle, elle n'en est ni moins sérieuse, ni plus avancée.

Des établissements dont l'agglomération fait de Montfaucon un lieu de malédiction et d'horreur, les *chantiers d'équarrissage* étant les plus insalubres, c'est par eux que nous commencerons.

L'ÉQUARRISSAGE.

Les chantiers d'équarrissage, autour desquels se groupent une foule d'autres industries dangereuses et malsaines, restent néanmoins ce qu'il y a de plus redouté et de plus éminemment insalubre à Montfaucon. Là arrivent, bon-an mal-an, pour être abattus, de 13 à 14,000 chevaux poussifs, haletants, mourants de faim, réduits au dernier degré d'ignominie, d'abandon et d'épuisement, succombant mille fois sous la main d'un avide propriétaire avant d'être brutalement égorgés.

Ce supplice de la faim imposé à de pauvres chevaux est un trait de cruauté qui tient au tempérament des équarrisseurs; quelquefois les chevaux destinés à être équarris restent huit jours sans nourriture, tourmentés du besoin horrible de voir arriver leur dernière heure. Si la honte qui peut résulter pour l'homme de cette pratique ignoble autant que cruelle ne peut être sentie, parce qu'après tout il s'agit simplement d'un cheval, c'est-à-dire du plus noble de tous les animaux, il en résulte au moins un indice de ce qui va suivre. Nous voulons parler de la méthode barbare autant que malsaine qui préside à l'équarrissage des chevaux. Il a lieu dans un endroit qui *manque d'eau*, où tout semble avoir été prévu pour que la putréfaction soit seule appelée à dissoudre les débris entassés pêle-mêle au fur et à mesure de l'égorgement; où la chair se corrompt dans le sang, le sang dans la chair, les intestins au milieu de l'un et de l'autre; où le ver, né de la putréfaction, vient en aide à la putréfaction elle-même; où tout ce qui peut produire, nourrir, alimenter, activer, propager, maintenir un foyer immense, incessant de corruption est accepté, entretenu, fomenté a[illegible]ues et périls de la population voisine. Et cette population est celle de Paris !

C'est dans une cour au-dessous du niveau du sol que les chevaux sont abattus; « les liquides ne peuvent s'en écouler, aussi est-il impossible de se faire une idée de l'horrible saleté qui y règne : le sang des animaux mélangé à tous les menus débris qui proviennent de leurs intestins est foulé aux pieds et forme dans les temps humides une boue sanguinolente qu'il faut enlever avec la pelle pour se frayer un chemin vers les différents points où s'exécutent les travaux. Comme il n'existe pas de puits dans le clos, il ne peut jamais être lavé; on n'y trouve pas même de vase pour y amener l'eau.

» Qu'on se figure ce que peut produire la décomposition putride de monceaux de chairs et d'intestins abandonnés, pendant des semaines et des mois en plein air et à l'ardeur du soleil, à la putréfaction spontanée; qu'on y ajoute par la pensée la nature des gaz qui peuvent sortir de monceaux de carcasses qui restent garnies de beaucoup de parties molles; qu'on y joigne les émanations que fournit un terrain qui, pendant des années, a été imbibé de sang et de liquides animaux; celles qui proviennent de ce sang lui-même qui, dans l'un et l'autre cas, reste sur le pavé sans pouvoir s'écouler; enfin, des ruisseaux, des boyauderies et des séchoirs du voisinage; et que l'on multiplie autant que l'on voudra les degrés de la puanteur, en la comparant à celle que chacun de nous a été à même de sentir en passant auprès de cadavres d'animaux en décomposition, et l'on n'aura qu'une faible idée de l'odeur véritablement repoussante qui sort de ce cloaque.

» Pour transporter les carcasses du lieu où les animaux ont été tués et équarris jusqu'à l'endroit où on les dépose, l'ouvrier, pour ne point se donner de peine, choisit le moins débile des chevaux qui vont être abattus ; il lui attache à la queue, déjà dégarnie de crins, une corde assez longue à laquelle est liée la carcasse que l'animal est obligé de traîner, en attendant qu'un autre, un instant après, traîne la sienne de la même manière. »

Parent Duchâtelet, de qui nous empruntons ces détails, n'a été, on le sait, que l'analyste incomplet des choses qu'il décrit ; et ici son témoignage est encore au-dessous de la réalité.

On conçoit qu'un terrain où l'équarrissage a ses coudées franches doit être un lieu d'asyle pour diverses exploitations secondaires ; les ateliers de boyauderie, d'autres encore dont le produit ne saurait être trop inconnu, des épurations du sang, tout ce qui tient aux menus débris des quatorze mille chevaux abattus chaque année, la peau, le sang, la chair musculaire, les issues, les tendons, la graisse, les fers, les cornes, les os, tout est là l'objet d'un commerce non défini, et quelquefois d'un trafic honteux, ignoble, que la police n'ose ni proscrire ni tolérer ouvertement.

En effet, la chair de cheval, que certains hôtes de Montfaucon disputent à la putréfaction, doit-elle être proscrite comme aliment, lorsque la majeure partie de la population de Paris, toute la classe travailleuse, est condamnée à s'interdire l'usage de toute espèce de viande? Et cette dernière classe, pour le dire en passant, est précisément celle que des émanations putrides atteignent le plus facilement. Un corps privé d'une nourriture animalisée est plus accessible que tout autre aux influences typhoïdes de l'atmosphère de Paris ; c'est encore ce qui explique la santé prétendue florissante des travailleurs de Montfaucon. Des médecins dépourvus de toute logique ont pu la juger telle ; mais qu'on examine les hôtes transitoires de Montfaucon, leur mine terreuse, l'apparence morbide du *poudretteur! L'équarrisseur* imprégné d'émanations animalisées, nourri de chairs succulentes, et qui a le bonheur d'avoir du *cheval à discrétion*, peut échapper pour cette cause, et par l'effet de l'habitude, à l'influence délétère des émanations putrides; mais que celles-ci agissent sur des corps malsains, nourris de substances végétales, dont le tube digestif, pour parler le langage de la science, reste constamment dans un état de subinflammation, elles aggraveront cet état et le rendront irremédiable.

L'odeur de Montfaucon, les mœurs exceptionnelles de ses habitants (1), les habitudes de la population

(1) Pour comprendre Montfaucon et les chantiers d'é-

qu'il attire et qui colporte au loin, au dehors et au dedans ses émanations malsaines et les lambeaux de chair enlevés à l'écorcherie, tout cela n'est qu'une faible partie de ce qu'enfante de hideux cette localité.

Des influences de ce genre agissent incessamment, mais il en est qui peuvent atteindre tout le monde et qui tiennent aux éléments même dont aucun pouvoir humain n'oserait calculer la prodigieuse intensité. Quand cette surface exhale une telle quantité de vapeurs délétères que l'air en est obscurci, il suffit d'un vent impétueux, saisissant en masse cette atmosphère de miasmes qui noircit les métaux et les vernis sur son passage, pour la verser sur Paris, d'une seule bouffée, sans contact et sans mélange; car les vents rapides transportent d'un bond

---

quarrissage, et l'horreur qu'ils doivent inspirer, il faut se figurer une femme accoutrée en équarrisseur, tenant un couteau sanglant entre ses lèvres, pendant qu'elle en aiguise un autre à côté d'un cheval qu'elle va dépécer. Jamais les conceptions les plus hideuses des romanciers du charnier des Innocents n'ont rien produit d'aussi repoussant qu'une androgyne ainsi conformée. Ses pores exsudent le meurtre, ses yeux respirent la férocité; elle s'interrompt de temps à autre pour menacer du couteau son vieux père qui travaille un peu plus loin. Il serait difficile de dire au juste de combien de degrés une semblable créature est descendue au-dessous des animaux qu'elle dissèque. Ce type hideux peut-il sans inconvénient se mêler à la population de Paris?

un banc de sable ou une atmosphère de vapeurs. Et Paris, placé sous ce courant, ne ferait rien pour s'en affranchir !

Un spectacle dont il faut s'affliger, c'est celui d'une population immense, variée de mœurs, d'habitudes, d'alimentation, tout entière accessible à ces gaz infects qui n'épargnent ni le riche, ni le pauvre; qui aggravent la maladie de l'un et viennent chercher l'autre sur son grabat de l'hôpital Saint-Louis, où il reçoit de première main le vent empoisonné. Un fait des mieux constatés, c'est qu'au bout même des étangs, des marais, leurs exhalaisons sont moins dangereuses que dans la zone qui en est placée à une certaine distance et dans une certaine direction (1).

---

(1) Ceux qui nient l'insalubrité de Montfaucon s'appuient sur un fait.

« Le choléra a fait peu de victimes dans les environs de ce séjour, réputé si dangereux. »

Le fait est vrai ; voyons-en les conséquences. D'où le choléra peut-il naître? d'où est-il né? qui en connaît l'origine, la nature, le mode d'action, le principe et l'essence? A-t-il ou devait-il avoir une analogie préexistante avec les divers foyers d'infection qu'il a pu rencontrer sur son passage? Quels ont été ses auxiliaires, et, si l'on nous passe cette expression médicale, ses *congénères?* Le choléra, en un mot, s'est-il appelé la *peste*, le *typhus?* Il est évident, au contraire, pour quiconque a observé ses symptômes, sa marche, sa nature, qu'il diffère essentiellement de ces deux autres fléaux, et qu'à quelque degré qu'il se manifeste, il n'a aucun des caractères

Penché sur le cadavre qu'il dissèque, l'étudiant est moins menacé dans son existence, au milieu des pavillons de l'école de médecine, que ne le sont les malades de la Clinique, séparés de ces pavillons par plusieurs maisons; que ne le sont les habitants du

---

des maladies nées de la putréfaction, et que Montfaucon peut engendrer.

Le choléra est un fléau à part; il n'existe peut-être pas de maladie plus spontanée que le choléra-morbus. La médecine ne reconnaît aucune origine artificielle à ce fléau; tandis que la peste, le typhus, peuvent naître accidentellement, et ne manquent malheureusement presque jamais de se manifester toutes les fois que des masses de matières putrescibles sont accumulées quelque part. Les fièvres typhoïdes reconnaissent, comme causes constantes, le mauvais air, la putridité. Elles accompagnent les armées de terre et de mer; des vêtements enfermés dans des magasins militaires suffisent pour les produire; elles tiennent aux grands centres de population. Montfaucon serait une cause prédisposante incontestable de ce genre de maladies. Les *antiseptiques* qui en sont les remèdes ont échoué contre le choléra.

Vouloir que le choléra soit la peste, le typhus ou toute autre affection contagieuse dépendante de l'insalubrité de l'air, c'est d'abord préjuger la nature d'un fléau encore inconnu dans son principe, et se mettre en contradiction avec tous les faits qui ont permis d'en juger par induction. Montfaucon a été sans influence sur le choléra, et réciproquement; on s'est hâté d'en conclure que Montfaucon ne présente, isolément, aucune espèce de danger.

quartier où sont ces établissements et où on les souffre. Si, malgré la salubrité de l'air dont il devrait jouir, Paris enserre aujourd'hui des générations pâles, étiolées, souffreteuses, dont l'aspect accuse un *air vicié,* une atmosphère pestilentielle ; si une fièvre lente, continue, endémique mine la race parisienne ;

Mais le choléra lui-même a-t-il choisi pour maître le voisinage de Montfaucon ? Certes, si ce second fléau était nécessairement lié au premier, nous dirions : attendons encore ; le choléra ne naît pas tous les jours, et, s'il reparaît à Paris, il sera temps d'éloigner Montfaucon.

Il résulte maintenant des données les plus certaines de la médecine, que l'origine du choléra se rapporte à des émanations marécageuses, d'une nature végétale, aquatique, mais toujours, si l'on veut bien en faire la remarque, à des influences délétères qui ont eu l'air, l'atmosphère pour véhicule, car le véhicule étant le même pour l'un et pour l'autre, le principe pouvait être différent. C'est d'un delta du Gange, où le choléra se manifeste *endémiquement*, qu'il est parti pour ravager le monde et Paris. La putridité proprement dite, celle qui résulte des *matières animales* en décomposition, telles, en un mot, que celles dont Montfaucon est le siége, reste par conséquent étrangère et peut-être opposée au premier principe du plus bizarre comme du plus redoutable de tous les fléaux ; ce qui le prouve, c'est *la rareté* des victimes qu'il a faites parmi les hôtes de Montfaucon, et, en général, parmi les bouchers, pénétrés de fluides animalisés.

Parmi la population nourrie d'aliments herbacés et vivant dans les basses régions des bassins de la Seine, la rue de la Mortellerie et la place Maubert, la mortalité a si la ville regorge d'hôpitaux et de médecins ; si la plupart des maladies *de Paris* affectent ce caractère *typhoïde* dont notre climat, plus rapproché du nord que du midi, devrait les préserver ; si les *blessés,* dans les hôpitaux, guérissent beaucoup plus difficilement

---

été, au contraire, effrayante. Elle l'a été également dans le quartier du Gros-Caillou, parmi les classes occupées de travaux où l'eau était employée, les blanchisseuses, etc. Aucune cause connue ou hypothétique autre que celle-là n'a jamais produit, augmenté ou aggravé le choléra, que l'on ne peut ni produire ni arrêter dans sa marche, et ce dernier fait n'a été que trop prouvé par son existence même.

En changeant de terrain, nous allons maintenant éclaircir encore la question.

Le delta d'Égypte, imprégné de matières *animalisées*, et qui se putréfient lentement depuis plusieurs siècles, rapproché par des analogies évidentes, comme du grand au petit, du terrain des buttes Saint-Chaumont, est signalé comme la cause permanente de la peste d'Égypte; et nul doute que si, par malheur, elle se manifestait chez nous, Montfaucon pût l'aggraver. Mais conclure, avec Parent-Duchâtelet, du choléra à Montfaucon, c'est associer deux choses qui n'avaient aucun rapport et qui ne pouvaient en avoir ; c'est, pour un médecin, méconnaître les enseignements de la science, qui les isole complétement ; c'est se faire l'écho d'une erreur, le complice d'un préjugé populaire. Le choléra sporadique était le choléra, et Montfaucon est resté Montfaucon ; et il offre un avantage qui a manqué au premier fléau : de pouvoir être supprimé.

que partout ailleurs ; si le chiffre de la mortalité humaine s'élève plus ici que là, sans que la cause de cette différence soit apparente, qu'on n'en doute pas, c'est à la mobile et croissante infection de Montfaucon que sont dus de si déplorables résultats : une enquête scientifique et des observations rassemblées avec intelligence le prouveraient. Alors, sans doute, une autorité tutélaire, mieux éclairée sur les intérêts égoïstes et meurtriers qui ont jusqu'ici trompé sa religion, s'empresserait de faire disparaître cette dégoûtante mer de sanie et ces montagnes de putréfaction où se forment ces trombes infernales qui portent avec elles le ravage et la mort. Alors ces industries, maintenant fatales, perdraient ce caractère d'insalubrité qui le rend d'un voisinage si dangereux pour une grande ville, et se transformeraient de manière à n'être plus destructives.

LES RATS DE MONTFAUCON.

Ceux qui ont écrit la statistique de Montfaucon portent à cinq cent mille le nombre de rats qui vivent sur cette butte en la sillonnant dans tous les sens; ce calcul ne doit être considéré que comme approximatif, car il est évident, avant tout, que ces hôtes de Montfaucon y sont innombrables.

On chercherait vainement dans l'ordre zoologique un animal plus immonde que le rat, et de tous ceux qui peuvent être immondes, celui de Montfaucon l'est le plus sans contredit.

Vivant de chairs putréfiées, ulcéreuses, de débris de toutes sortes, il acquiert en peu de temps un volume prodigieux, et on doit le croire d'une férocité peu commune. La manière dont les rats de Montfaucon dévorent une carcasse de cheval, dont ils la nettoient, tient au pittoresque de la localité. De tous les inconvénients que présente Montfaucon, la multiplication de ces animaux est peut-être le moindre. La nécessité de les signaler indique néanmoins un état de barbarie et de désordre de nature à exciter le dégoût chez tous ceux qui liront cet aperçu. Que doit être en effet une localité où les rats ont dû se multiplier pour servir en quelque sorte d'antidote et de préservatif contre des dangers plus réels?

Les rats sont peut-être, dans l'état actuel, un assainissement pour Montfaucon, et pour Paris un épouvantail. Aussi pourrait-on peut-être invoquer ce prétexte pour maintenir les chantiers d'équarrissage. Nous ne savons s'il existe un seul bourgeois de Paris qui croie à la réalité d'une invasion de rats dans la capitale du monde civilisé. Toujours est-il que le pressentiment de ce danger constitue une de ces paniques générales de nature essentiellement parisienne, et pourtant nous n'hésitons pas à l'affirmer, qu'on offre seulement aux équarrisseurs de Montfaucon cinq centimes par tête de ces redoutables ennemis du repos public, et pas un n'est assuré de survivre à cet arrêt de proscription. La meilleure garantie de cette assertion, c'est la voracité même de ces quadrupèdes.

INFLUENCES MORALES.

Montfaucon attire une population diverse qui reçoit tout entière le cachet de ses mœurs et qui les propage parmi le peuple de Paris.

Le chiffonnier est l'hôte *diurne* de Montfaucon ; il colporte quelques lopins de chair de cheval qui échappent à l'œil du commis de l'octroi : tel est le grand méfait du chiffonnier. Mais la nuit la scène change étrangement, et Montfaucon a le privilége d'attirer, à certaines heures indues pour toute autre localité, des bandes de malfaiteurs. Le gouêpeur (1) y vient chercher un asyle où la police renonce à le poursuivre. Montfaucon devient la nuit le château-fort de la grande bohême parisienne.

L'homme à qui la société moderne a cru devoir interdire, non-seulement le feu et l'eau, mais en-

(1) Nous demandons pardon pour cette expression argotique. L'argot, révélé au public par des écrivains de tout ordre, depuis V. Hugo jusqu'à Vidocq, n'est vicieux que par l'usage qu'on en fait. *Gouêpeur* est un dérivé de guêpe, qui se prononce goëpe ou goïpe, dans le patois de plusieurs campagnes.

core l'usage du vin, de la viande rôtie et des pains de quatre livres, reconquiert une partie de ses privilèges à la faveur des ténèbres et de Montfaucon. Il emporte le tout d'assaut, immédiatement et de haute lutte, sans l'intermédiaire de l'échange ou l'intervention des lois qui président au commerce et à l'industrie.

Les gouêpeurs arrivent à Montfaucon par bandes de dix ou douze, appartenant à divers degrés de la forfaiture parisienne : la plupart n'ont fait qu'un seul repas la veille, à minuit ou environ, à Montfaucon, et se préparent à en renouveler la cérémonie nocturne.

Montfaucon entretient la nuit des bouches de chaleur : ce sont celles des fours à plâtre desservis par des ouvriers qui, sur une sommation du gouêpeur, sont toujours forcés de céder la place. L'ouvrier isolé, et d'ailleurs assez peu soucieux d'engager une lutte avec un voisin aussi respectable que le gouêpeur, l'admet volontiers en participation de tous les avantages que peut présenter, au milieu de la nuit, la bouche d'un four à plâtre.

Le gouêpeur connaît seul tout le prix de ce foyer de chaleur, et ne tarde pas à le transformer en rôtisserie.

En se rendant à Monfaucon, il a d'abord recueilli sur son passage, dans un potager à sa convenance, des légumes frais qu'il a eu soin de prendre de premier choix. Ces légumes sont destinés à servir d'entremets aux viandes qu'il se propose de faire rôtir.

Il pénètre ensuite dans les chantiers d'équarrissage, et se prononce pour le quartier qui lui convient le mieux entre les diverses parties d'animaux fraîchement égorgés. La chair de cheval forme la base de cette cuisine ; *les petites bêtes mortes*, les légumes frais en varient la splendeur : le tout est exposé *d'autorité* devant un feu de charbon de terre de la plus magnifique apparence.

L'ouvrier, intimidé, ne manque jamais de traiter le gouêpeur avec la déférence due à un grand criminel. Un malheureux chaufournier est bien peu de chose à Montfaucon en comparaison d'un forçat libéré. Rien, en effet, ne pourrait empêcher un de ces hommes qui se placent sous le patronage de Lacenaire et de Jadin, de jeter dans son four l'ouvrier qui ferait mine de lui en défendre l'accès. Si une semblable menace reçoit rarement son exécution, c'est que l'ouvrier a trop le sentiment de sa position pour oser résister au pouvoir de la localité. Convenablement restauré, le gouêpeur rentre dans Paris à l'aube naissante poursuivre le cours de ses hauts faits.

Montfaucon n'est cependant que la dernière étape du vagabond, une ressource *in extremis*. On se souvient que Lacenaire logeait dans le faubourg du Temple quand il avait assez *travaillé* pour loger quelque part. C'est là, en effet, que sont établis des garnis dont les annexes existent à Montfaucon ; le vagabond qui a *perdu sa journée* expie ce malheur en se mettant au régime de Montfaucon pour une nuit.

La perversion de cet homme a commencé au boulevart du Crime ; il a assisté à toutes les horreurs du mélodrame ; il s'est familiarisé avec des scènes de sang et de meurtre ; il s'est, en outre, dépravé au contact de tous les êtres dégradés, avilis, qui tiennent, de près ou de loin, à Montfaucon. Passer du drame à la réalité a été une conséquence forcée de cette vie impure. On peut dire que toutes les issues honteuses d'une vie criminelle mènent à Montfaucon. L'hôte nocturne de Montfaucon fait encore ses délices du mélodrame et de la chair de cheval. Il se rend parfois à Montfaucon au sortir d'un théâtre du boulevart. Montfaucon pourvoit à sa subsistance, et lui permet d'y joindre une certaine somme de jouissances. Dire que c'est là une école de cynisme serait calomnier le cynisme même. La plupart des crimes de tous genres qui affligent Paris et aggravent le spectacle désolant qu'offrent devant les tribunaux les classes frappées de réprobation sociale, se trament et se préparent sur la route de Montfaucon.

L'équarrisseur se lie naturellement à tout ce que Montfaucon renferme d'immonde, d'insalubre et de hideux. Sa personne cynique, ses mœurs féroces, l'odeur repoussante inhérente à la malpropreté de ses enveloppes extérieures, la brutalité passée chez lui en système, la sale obscénité de ses propos, la rudesse, l'âpreté et l'indécence de ses allures, tout en lui exhale Montfaucon. Quelque part qu'il se présente, il doit être repoussé, et il l'est réellement. Aussi n'a-t-il qu'une manière de se présenter; il s'impose. Qu'on se figure une bande d'équarrisseurs répandue dans les divers groupes du dimanche ou du lundi, à la Villette ou à la Courtille. Ils y exciteront des rixes; sûrs d'être les plus forts ils voudront voir couler le sang; leur geste sera prompt, leurs coups assurés, et le peuple honnête n'aura pas de plus terribles ennemis de ses divertissements et de son repos.

Notre but ne saurait être d'appeler la réprobation sur cette classe d'hommes; mais par cela même qu'elle se mêle à la portion saine, éminemment morale du peuple de Paris, qu'elle donne en tout et partout l'exemple de la brutalité, qu'elle se trouve le plus à portée des lieux où les masses se réunissent, il convient de chercher le remède au mal que nous signalons autre part que dans un anathême contre des équarrisseurs, et de voir en eux un des effets et non la cause du mal même.

Un premier contact entre l'ouvrier et le malfaiteur a lieu à Montfaucon; ce contact se renouvelle aux barrières et se prolonge dans les garnis de Paris et des environs.

Quelles sont les barrières où le travailleur, si

digne d'estime quand il obéit aux conditions de son individualité sociale, s'éloigne le plus de son type primitif, où, à ces physionomies d'ouvriers empreintes d'une dignité sérieuse, se mêlent le plus de ces figures hâves et profondément altérées d'êtres plus encore abjects que souffrants? Ces barrières sont celles de la Villette et de la Courtille. Il y a là une promiscuité de conditions et de sentiments où l'honnêteté la plus vraie se rencontre auprès de ce qui, à divers degrés, a cessé d'être l'honnêteté en devenant tout ensemble la débauche et la misère, et en tendant à tout corrompre autour de soi pour s'épargner la honte et la fatigue du contraste. Certes, les mœurs du peuple veulent être respectées; et ici elles sont compromises par un voisinage qui retrace au peuple des images sanguinaires, dégoûtantes, hideuses, au milieu de ses délassements.

Le débraillé du costume dans la classe pauvre et laborieuse, la malpropreté physique, enseigne évidente d'une plaie morale, dont les symptômes ne peuvent être saisis que par induction; l'expression cynique, la facétie nauséabonde, l'épigramme de la Courtille, la plaisanterie atroce, la chanson argotique, le couplet à la guillotine, le sarcasme échappé sur la route du bagne et de l'échafaud, tout cela n'est qu'un reflet, un écho de Montfaucon. Ce lieu qui a commencé par être un gibet, ne pouvait être moins aujourd'hui qu'une écorcherie. Il a fallu une révolution pour innocenter la place de Grève d'un sang versé légalement pendant plusieurs siècles : Montfaucon appelle non pas une révolution, ce mot ne saurait s'appliquer à cetobjet, mais le souffle du progrès, le seul qui n'ait jamais passé sur ce cloaque d'infection qui désole Paris.

Montfaucon influe, avons-nous dit, sur les mœurs et les habitudes du peuple de Paris. Mais les mauvaises mœurs, le mauvais langage ne sont aujourd'hui inféodés à aucune classe de la société. Il est des locutions qui se colportent de droite et de gauche ; les plus colorées, les plus énergiques, les plus horriblement incongrues, celles que Montfaucon frappe exprès à son effigie, ne sont pas les dernières à avoir cours dans le monde de l'élégance et de l'aristocratie. La *jeunesse dorée* et parfumée s'en empare et les met en vogue pour se donner un genre et l'air d'être au fait de la vie même dans ce qu'elle a de plus ignoble. De modernes enrichis, bourgeois d'hier, nobles d'aujourd'hui, propriétaires dont la fortune blasonne les parchemins, qui ont trempé d'aventure dans ce même Montfaucon leurs mains *pauvres et honnêtes* pour se créer un petit bien-être, ceux-là, disons-nous, ont des fils dans la bouche desquels ces locutions empruntées à l'idiôme de Montfaucon sont moins éloignées qu'on ne pense d'être une tradition de famille. Le *bon air* n'est peut-être que celui de Montfaucon : les lionnes et leurs lions ne se font pas faute de puiser là leurs gestes, leurs paroles et leurs travestissements. Les grandes dames mettaient autrefois du rouge et des mouches; nos *débardeurs* empruntent leur costume et peut-être aussi leurs cosmétiques à Montfaucon. C'est pour stigmatiser ce régime sans nom de quelques bourgeois de mauvais ton, de mœurs pires, fortunés brocanteurs de toutes choses, que Gavarni saisit de temps en temps le crayon et fait du vice en lithographie.

Est-il nécessaire de parler après cela de ces Montfaucons en miniature qui se répètent sur divers points du faubourg Saint-Marceau, et qui pullulent, au détriment du voisinage, dans les réduits des chiffonniers?

Il suffit qu'un abus existe avec privilége pour qu'on se hâte de l'imiter.

Un foyer de putréfaction en entretient mille de moindre importance, mais qui tous s'autorisent de l'exemple à défaut d'une permission spéciale. Il y a en outre un spectacle que Montfaucon entretient et qui se lie à tout cet ensemble de choses hideuses qui en signalent les abords. Une des barrières de Paris, celle qui touche à Montfaucon, en a pris le nom de la barrière du Combat. Le *combat* existe sous le patronage de Montfaucon, et il est ouvert le dimanche et le lundi aux rares promeneurs qu'un premier coup d'œil n'a pas dégoûtés à jamais de ce divertissement trivial. Mais il attire constamment une autre population de nature à n'être repoussée par aucun genre de spectacle.

Le combat s'engage d'abord entre les animaux : deux chiens qui se mesurent, un ours avec un chien, plusieurs chiens avec un sanglier. Les maîtres qui ont des chiens engagés dans la lutte sont d'abord simples spectateurs; le *vaincu*, et, par ce mot, il faut entendre le chien et l'homme, ne tarde cependant pas à être piqué au jeu. L'œil du triomphateur est méprisant; celui du vaincu s'allume et devient provocateur : quelques mots sont échangés, on s'échappe du cirque. La galerie n'est plus assez vaste pour un nouveau combat, une nouvelle lutte. Le vrai public, le public qui passe, est exposé à être le témoin de celle-là. Le combat s'établit cette fois d'homme à homme, de vainqueur à vaincu, d'insulté à insulteur, et n'en est que plus implacable et acharné. Cela n'est qu'ordinaire. Voici qui est bizarre et héroïque à la fois : on voit l'homme dont le chien a été terrassé, mordu par un ours ou un sanglier, prendre à parti l'animal qui a eu le tort de ne pas se laisser vaincre et de blesser son adversaire. Vacher, le fort Vacher, homme à mettre à côté de Samson pour la force, voit son chien terrassé par un ours; il saute dans l'arène, s'attaque au vainqueur, le terrasse, en reçoit de dangereuses morsures, et reste six mois horriblement blessé sur un lit de misère et de souffrance.

Il y a plus encore, la lutte commencée sous de si heureux auspices se prolonge quelquefois avec un concours atroce de circonstance. Les femmes des combattants l'ont vue d'abord, y ont assisté d'un œil impassible, chose incroyable! Leur regard, leur visage, s'animent bientôt de toutes les passions féroces de leurs maris, et les excitent en présence des spectateurs. On dirait des femmes des Cimbres ou des Teutons ; moins la grandeur de la lutte, rapetissée ici à une rixe de barrière, ce sont les mêmes passions, les mêmes physionomies, la même expression sauvage; le théâtre seul est changé.

Il y a, disons-nous, des mœurs à part créées pour certaines surfaces des environs de Paris. L'ouvrier les connaît : en mettant ses habits du dimanche (ce qui indique déjà qu'il y a chez lui un besoin de décence et de tenue), il songe à éviter celles qui pourraient le corrompre. A la Courtille on s'enivre, n'y allons pas; à la barrière du Combat on s'égorge, n'y allons pas; à Pantin on rencontre des équarrisseurs, n'y allons pas. Où s'amuse-t-on? nulle part. Allons-y donc! Et l'ouvrier, faute de mieux, choisit entre ces trois écueils. Que de maux naissent de ne pouvoir rester seul! a dit Labruyère.

Le combat, qui, par son caractère trivial, dégoûtant, féroce, entièrement opposé à nos mœurs, doit être rayé de la liste des divertissements populaires, se fermera du lui-même le jour où Montfaucon cessera d'alimenter de chair de cheval les animaux qui concourent à former cet étrange spectacle.

PARIS, VILLE CIVILISÉE.

Paris est la ville des grands contrastes, des plus affligeants tableaux de la vie morale et de la vie physique d'un peuple civilisé. Le laid et le beau y semblent atteindre en tout les dernières limites créées par l'imagination.

Mais le véritable anathème élevé contre Paris, l'atteinte réelle portée à ses mœurs, le mépris flagrant du principe de son existence, l'état de barbarie diamétralement opposé à sa civilisation, l'enseigne évidente de la réprobation qui pèse sur la plupart de ses habitants, le signe palpable du génie malfaisant qui préside à son organisation, c'est Montfaucon.

Ce qu'on peut voir à Paris de maux qui inspirent le dégoût, les symptômes de barbarie qu'on remarque dans le langage et les habitudes de plusieurs classes ouvrières, la malpropreté à côté de l'élégance et du luxe, le sale négligé de la blouse et du bourgeron, devenu la tenue du dimanche, avec laquelle les propos, les discours et les actions se sont mis en harmonie, tout cela vient de Montfaucon, de sa désorganisation et de sa contagion, qui, en s'échappant de ce foyer, a gagné jusqu'aux classes que l'on citait autrefois par leurs belles manières. La pourriture de Montfaucon menace de tout envahir, et du monde libertin qui se l'est appropriée comme une gentillesse, elle est descendue jusqu'à la jeunesse qu'elle affranchit de toute pudeur.

Paris est néanmoins le siége de plusieurs corps savants chargés de maintenir et d'activer le progrès, tels que l'Académie des sciences morales et politiques, l'Académie royale de médecine, etc. Individuellement chaque membre de ces académies professe, nous en sommes sûr, cette opinion que Montfaucon est éminement dangereux pour l'hygiène et pour les bonnes mœurs de Paris, qu'il doit être écarté des abords d'une ville civilisée; tous émettraient le vœu, dans leur intérêt comme dans celui des masses, que Paris en soit délivré sur-le-champ : d'où vient donc qu'aucun corps savant n'a soulevé cette question? D'où vient que l'Académie royale de médecine, si pleine de discussions sur l'art d'accroître les maladies, n'a pas dit un mot d'une réforme qui tendrait à en supprimer plusieurs? D'où vient que l'Académie des sciences morales et politiques, qui a traité du sort des ouvriers, qui paraît tendre la main à toutes les réformes qui leur sont applicables, qui a pu descendre jusqu'à sonder les plaies les plus hideuses répandues sur toute la surface du corps social, n'a rien dit de Mautfaucon? La grandeur du mal, l'intensité des symptômes qui le révèlent à la population de Paris, l'ancienneté de l'abus, la masse énorme de pratiques vicieuses dont il se compose, l'énergie même des réclamations qui s'élèvent à ce sujet; tout cela, disons-nous, aurait-il enchaîné le zèle de Messieurs les membres de cette nouvelle section de l'Institut? Mais c'est en fait d'abus surtout qu'on trouve quelquefois bien près ce qu'on allait chercher bien loin. Celui-là est aux portes de Paris; il n'est pas une seule voix qui n'en réclame la suppression: et observons ici, en passant, qu'il s'agit d'une réforme pacifique, facile à accomplir, qui ne demande qu'un peu d'attention et de bon vouloir de la part de l'autorité compétente; d'une mesure d'ordre public, de police municipale, mais essentielle à la sécurité d'un million d'hommes. Il s'agit de toute une ville qui demande à être assainie, préservée d'exhalaisons infectes qui sèment sur leur passage l'épouvante et la mort; il s'agit de la salubrité, de l'hygiène de Paris, et Paris, jusqu'à présent séjour d'infection, théâtre de barbarie, ne pourra mériter le nom de ville civilisée que lorsque Montfaucon lui-même aura cessé d'exister.

QUESTIONS SUBSIDIAIRES.

Dans l'organisation d'une ville comme Paris, rien ne se meut au hasard; on ne peut remuer un atome de ce grand corps sans être frappé de l'enchaînement de cet atome à tous les ressorts matériels et moraux de la machine sociale. Cet enchaînement n'est ici qu'un enchaînement d'abus, de pratiques vicieuses. C'est la peste organisée dans le chaos.

— On ne peut parler de Montfaucon sans passer en revue ce que Paris offre d'immonde, d'insalubre et de dangereux ; ce qu'on ne voit point surpasse de beaucoup ce qu'on aperçoit, et, ici, ce qu'on doit taire mérite surtout d'être entendu. Sur cette matière, la voix du public peut être faible, mais son silence est toujours éloquent.

— S'il fallait absolument qu'une voirie existât aux portes de Paris, en examinant la position de cette localité, peut-être serait-il logique de s'écrier : Partout, excepté à Montfaucon!

— La police enjoint au boutiquier, au propriétaire, à l'homme établi, de nettoyer le devant de sa maison avant huit heures, de ne pas laisser au dehors ni au dedans de foyer d'infection. La police en agit ainsi pour paraître propre aux yeux de tout habitant de Paris, qu'elle contraint à l'être réellement.

— A l'époque du choléra, d'après une enquête ordonnée par le préfet de police, *vingt mille maisons* ont été déclarées insalubres; on s'est borné à cette constatation, et non-seulement on n'a rien fait pour les assainir, mais Montfaucon, déclaré insalubre par le fait monstrueux de son existence, reste dans le même état.

— Paris ressemble à ces maisons malsaines tenues par des serviteurs à gages, et que l'œil du maître parcourt rarement d'un bout à l'autre: les surfaces en sont luisantes, vernies, dorées; le luxe, la mollesse, s'y étalent sur de moelleux tapis; la peste se cache dans un coin que les grands hôtes de ce somptueux édifice ne visitent jamais.

— La moyenne de la consommation individuelle de la viande de boucherie est aujourd'hui, par an, de 27 kilogrammes, quantité insuffisante dans la supposition d'un partage égal; et il est évident que beaucoup d'hommes en consomment des quantités énormément supérieures: de là l'usage incontestable de la chair de cheval, et le commerce qui s'en établit dans les petits restaurants. Mais ce commerce clandestin profite soit aux habitués de Montfaucon qui se repaissent de chair de cheval, soit à la fraude qui se la procure pour la vendre à un faux titre au consommateur. Ainsi, *la chair de cheval* n'entre dans l'alimentation de la classe laborieuse qu'à l'aide de plusieurs genresde fraude et de falsifications, et le pauvre ne la paie guère moins cher que la viande de boucherie.

— Le défaut d'une alimentation suffisante rend les corps perméable à tous les gaz infects et délétères; de sorte que, dans la vie du pauvre de Paris, réduite de moitié par les privations, il existe deux causes de mortalité : le mauvais air et le défaut d'alimentatiou. Celle-ci mine le corps, l'autre l'achève; la faim est le juge et Montfaucon le bourreau.

— Toute la question de Montfaucon pourrait se réduire à ce peu de mots. La police, le conseil municipal de la ville de Paris se composent d'hommes d'un mérite éminent mais étrangers, par vocation, à ce qui concerne l'hygiène et la salubrité publiques. Le conseil de salubrité, placé sous la dépendance immédiate de la police, ne doit pas compter comme pouvoir actif et délibérant. Si Bondy, malgré les inconvénients qu'on s'est plu à exagérer, éloigne réellement la voirie d'un endroit où elle n'aurait jamais dû être placée; si le choix de cet emplacement où de grandes dépenses ont été faites, où des bassins sont prêts pour ce service, ne s'oppose nullement aux autres réformes qu'on y pourrait introduire, et les favorise; si le Roi, sentant la nécessité de ce transfèrement, a offert tous les terrains nécessaires pour que Bondy pût être disposé à cet effet, pourquoi le déplacement n'a-t-il pas eu lieu? Pourquoi le conseil municipal n'a-t-il pas accepté une offre qui contenait tant de garantie de salubrité pour la ville de Paris?

— Les fortifications de Paris ajoutent un nouvel argument à ceux que nous avons invoqués jusqu'à présent. Le dessein du Gouvernement n'est sans doute pas d'enclore la peste dans *nos murs*. Un médecin souffre un ulcère à la surface d'un corps, jamais dans la profondeur d'un tissu. Il sait que l'existence de l'individu dépend de l'expulsion de ce foyer interne de putréfaction.

— La médecine, en isolant plusieurs ulcères, parvient encore à atténuer le danger qu'ils présentent; une plus grande surface composée de points isolés est moins dangereuse qu'une surface moindre présentée par une seule plaie. Ici, au contraire, on s'est plu à accumuler plusieurs foyers isolés par leur nature et à en accroître le danger.

— Il y a une contagion dans le regard comme dans l'odorat, et l'objet dont nous nous plaignons afflige l'un de près et l'autre de loin.

— Le bassin de la Villette, formé par l'enchaînement du canal Saint-Martin, de l'Ourcq, et remarquable par l'affluence des bateaux et des marchands, par la construction de maisons, de grands édifices qui ne demandent qu'à se peupler, formerait un des aspects les plus riches et les plus imposants des environs de Paris. Montfaucon attriste tout ce coup d'œil, et on n'ose se reporter sur Belleville qui est derrière avec ses élégantes villas, ni sur la Villette, trop voisine de Montfaucon. Un seul endroit infect détruit l'harmonie, l'élégance, la richesse et la sécurité de toute cette face extérieure de Paris. Cet égout coûte ainsi des millions d'entretien, parce qu'il empêche la production du travail, du luxe, de la propriété, sur une face incalculable.

— Aux abords de Paris, le terrain est disputé pied à pied ; et en diminuer la valeur, c'est agir contre toutes les notions d'économie civile et politique.

— A l'intérieur de Paris, tout est enlevé avec soin, caché, dissimulé ; le public a horreur de *l'insalubrité;* un chat, exposé mort sur la vue publique, soulèverait des plaintes unanimes contre la police capable de souffrir de telles horreurs. Il existe, au contraire, autour de Paris, une zone constamment insalubre; les boulevarts extérieurs regorgent de chiens morts, et les cuvettes des arbres se remplissent d'eaux putréfiées ; les eaux de savon des nombreuses blanchisseries de Vaugirard, du Gros-Caillou, des environs des Invalides, y affluent et créent ces exhalaisons pernicieuses qui ont récemment multiplié le nombre des maladies mortelles à l'Ecole-Militaire. Montfaucon est à la fois le premier anneau de cette chaîne des boulevarts extérieurs et le point culminant de tous les abus.

— Il semble qu'en passant la barrière tous les fléaux de Paris n'aient cherché qu'une meilleure position pour en faire le siége, et les batteries de la mort sont braquées à Montfaucon.

— La spéculation se rue sur tout ce qui appelle des capitaux, en promettant de les faire germer. Montfaucon n'appelle que des mouches, et ne fait germer qu'une seule chose, la putréfaction.

— Que Paris reste un seul jour sans être nettoyé, il devient inhabitable. Montfaucon reçoit tout ce qui peut rendre Paris le plus insalubre, et il n'y aurait aucun danger à laisser Paris sous le vent de Montfaucon !

LA POUDRETTE.

La poudrette touche aux chantiers d'équarrissage, et Montfaucon réunit ces deux objets.

Une odeur plus persistante, plus nauseuse, plus diffusible, avec un degré moindre d'intensité, distingue la poudrette des chantiers d'équarrissage.

Les réservoirs de Montfaucon forment un ensemble de cinq bassins de quatre arpents de superficie et d'une profondeur variable. Il existe à l'un des angles de cet appareil une bonde par laquelle s'écoule le trop plein des réservoirs ; ce trop plein rentre dans Paris au moyen d'une conduite de plomb. Le dégorgement a lieu dans l'égoût latéral du canal Saint-Martin, et de là s'écoule dans la Seine *au-dessus* de Paris, et ajoute, selon Parent-Duchâtelet, une nouvelle cause d'infection à l'eau qui traverse la ville et qui sert de boisson à ses habitants.

Or, le témoignage de Parent-Duchâtelet vaut surtout comme affirmation ; l'habitude constante de ce membre du conseil de salubrité étant de dénaturer, par observation incomplète et par l'illogisme des conclusions, le caractère des faits les plus significatifs.

Un fait aussi singulier que celui que nous venons de citer est en effet de ceux pour lesquels l'expression manque. Il est produit néanmoins à la suite d'un autre moins connu et non moins grave que le premier. Avant qu'on eût assigné aux eaux de Montfaucon un écoulement dans celles de la Seine au-dessus de Paris, un puisard, correspondant à une nappe d'eau qui alimente les puits du faubourg Saint-Denis et Saint-Martin, avait été creusé à Montfaucon. Toute cette nappe d'eau fut infectée en peu de temps et le puisard dut être abandonné. On a trouvé plus naturel de diriger cette source d'infection dans la Seine, au-dessus de Paris.

A l'époque actuelle, dit encore Parent Duchâtelet, les émanations infectes qui sortent de la voirie de Montfaucon sont constamment insupportables dans une circonférence de deux mille mètres, et les vents les portent quelquefois avec toute leur intensité à plus de quatre mille mètres, et il résulte des renseignements recueillis par la commission chargée de constater les ravages du choléra dans les communes rurales, que certaines circonstances atmosphériques, rares à la vérité, se propagent jusqu'à huit mille. Pourrait-il en être autrement, puisque les bassins seuls de cette voirie ont 32,800 mètres de superficie, sans compter douze arpents occupés par les matières sèches et les chantiers d'équarrissage; qu'on y apporte par jour de 230 à 244 mètres cubes de produits des fosses d'aisances, et qu'on laisse pourrir sur sol la majeure partie des cadavres de douze mille chevaux et de vingt-cinq à trente mille animaux.

Quel que soit ce danger, le moment de la *décantation* n'est pas celui où il a son plus haut degré, les eaux retenant toujours en solution la plus grande quantité de gaz.

Lorsqu'un des cinq bassins de Montfaucon est vidé, les matières desséchées, accumulées sur les surfaces environnantes, subissent une sorte de fermentation ; cette fermentation est quelquefois si active, que le feu s'y manifeste, et brûlerait la masse tout entière si on ne l'éteignait à l'instant.

Cette fermentation a lieu dans les jours les plus beaux de l'année ; un vent sec et chaud est nécessaire pour hâter le dessèchement de *la poudrette*. C'est en augmentant l'énergie et l'intensité des vapeurs exhalées que le vent les disperse dans l'atmosphère de Paris.

Observons qu'il n'est ici question que d'un seul des établissements insalubres de Montfaucon, que tous sont de nature à se prêter un mutuel appui, que le moment favorable à l'un l'est aussi à l'autre, et que ce moment est précisément celui où l'air a le plus besoin d'être assaini, où des influences délétères sont le plus dangereuses.

Aussi voit-on aux mêmes époques, en mai, juin, juillet, au commencement de l'automne, les fièvres typhoïdes se multiplier au sein de Paris.

Une enquête établirait certainement que ces fièvres viennent de Montfaucon ; mais cette enquête n'a pas eu lieu, et, aussi longtemps qu'elle sera déférée, la mauvaise foi où l'égoïsme trouveront commode de nier ou de contester la valeur de coïncidences malheureusement trop significatives. Ne cesseront-ils de prétendre, comme ils l'ont fait jusqu'ici, que Montfaucon est situé dans un quartier pauvre. Mais qu'on se figure au contraire la poudrette placée près des Tuileries et du Luxembourg : en moins de vingt-quatre heures Paris va ressembler à un camp volant. Ce n'est plus la *poudrette* dont la suppression esten question, c'est Paris. Tout le monde reste convaincu que les plus robustes n'ont pas deux jours à vivre. La Cour, le faubourg Saint-Germain, le faubourg Saint-Honoré, émigrent... La Chaussée-d'Antin même se permet d'émigrer. Les barrières sont trop petites pour ceux qui s'en vont; alors seulement, l'autorité forcée de prendre des mesures pour conserver Paris, songe à supprimer Montfaucon. Or, à quelle distance de Paris pense-t-on que soit Montfaucon? A 4,000 mètres, ce qu'un vent rapide peut parcourir en quelques secondes.

CONCLUSION.

De quelque côté maintenant qu'on envisage la question, on sera forcé de convenir que des établissements insalubres de la nature de ceux que nous avons signalés, ne peuvent rester plus longtemps à la proximité de Paris. Chaque jour de retard apporté à leur suppression est une faute grave de la part des administrateurs et des chefs de la police municipale. Il y a *péril en la demeure*, selon l'expression consacrée; la sécurité, le bien-être, la santé d'un million d'hommes dont la ville de Paris se compose sont également compromis.

Des accusations fondées naissent chaque jour de la part des intérêts privés, contre l'autorité qui tolère un tel état de choses; des réclamations encore plus légitimes pourraient s'élever au sujet des influences qui en résultent sur toute la portion la plus humble et la plus malheureuse du peuple de Paris.

Il est clair que toute industrie appelée à s'exercer sur le fond d'exploitation des divers établissements de Montfaucon, doit être éloignée de Paris d'abord, modifiée ensuite d'après les enseignements de la science, et régie par un réglement créé à cet effet.

Montfaucon, par sa position sur une éminence, à proximité des quartiers les plus populeux de Paris, et par tous les autres motifs ci-dessus exposés, est, moins que tout autre, un endroit convenable pour cette exploitation.

Le sentiment unanime de la population de la rive droite de la Seine, de Belleville, Pantin, La Villette, la chapelle Saint-Denis, les nombreuses pétitions qui existent à cet égard, et plus particulièrement le danger évident, quotidien, que Montfaucon entretient; tout fait un devoir à l'administration d'ordonner la suppression immédiate des établissements ci-dessus désignés.

Un Gouvernement, quel qu'il soit, doit la salubrité à ses administrés.

Cette réclamation nouvelle est celle de l'électeur du département de la Seine, du citoyen qui paie l'impôt. La maladie est aussi pour l'habitant de Paris un impôt, le plus onéreux de tous. La plupart de celles qui naissent accidentellement, qui règnent endémiquement sous le climat de Paris, pourraient être prévenues par la suppression de Montfaucon. Cette vérité est aujourd'hui du domaine du sens commun, de la médecine rationnelle et physiologique, qui compte l'hygiène et la salubrité publiques au nombre de ses enseignements les plus importants. S'il était donné à quelqu'un de calculer ce que Montfaucon coûte à la classe la plus aisée en impôts de cette sorte, ce chiffre, maintenant hypothétique, paraîtrait effrayant.

Aussi, nous ne craignons pas de le répéter, la réclamation que nous élevons aujourd'hui est celle de tout un peuple, dont l'intérêt sommaire repose en ce moment sur le refus arbitraire d'une ordonnance vingt fois promise et promise inutilement.

Comment Paris oserait-il se vanter de sa civilisation, de ses monuments, de son luxe, de sa police, de son organisation intérieure, lorsqu'il existe à peu de distance de ses plus brillants édifices un lieu abject, misérable, un foyer de désordre, une source de maladies pestilentielles comme Montfaucon?

Pourquoi, demanderons-nous encore à nos lecteurs, y aurait-il sur un point donné violation de ce principe de propriété qui est la base de toute société? La salubrité de Paris exige-t-elle qu'il en soit ainsi? Au contraire, nous venons de voir que la même cause d'infection, qui est pour Paris un sujet de plaintes et de réclamations légitimes, est pour Montfaucon et ses alentours une cause de dépérissement et de ruine. Le jour où Montfaucon, Pantin, Belleville, la Chapelle-Saint-Denis, la Villette, seront délivrés des établissemens que nous avons signalés, qui en écartent la population aisée sans laquelle il ne peut y avoir d'existence complète pour ces quartiers qui contiennent tant d'autres germes de propriété, Paris lui-même deviendra salubre. Par une heureuse coïncidence, les principes d'ordre, de civilisation, d'hygiène et de police municipale pourront être invoqués en même temps que le respect dû aux personnes et aux propriétés.

Pour ces raisons comme pour mille autres qui n'ont pu trouver place dans cet aperçu, et dont le sentiment réside dans l'esprit de tous; pour la police du dehors de Paris comme pour celle du dedans; dans l'intérêt du magistrat comme dans celui du simple citoyen, du propriétaire comme du travailleur; au point de vue moral comme au point de vue matériel et purement utilitaire de la question, nous croyons devoir demander de nouveau qu'on supprime Montfaucon. Puisse l'autorité compétente être aussi prompte à faire droit à cette demande que nous avons été sincère et profondément convaincu de son importance en la lui présentant !

FIN.

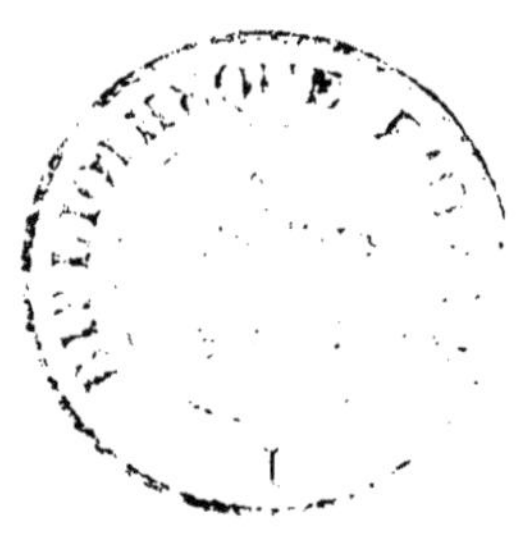

TABLE.

www.ingramcontent.com/pod-product-compliance
Ingram Content Group UK Ltd.
Pitfield, Milton Keynes, MK11 3LW, UK
UKHW020450180726
13839UKWH00004B/1740

9 782329 343679